Elisa Aires Rodrigues de Freitas
Karollyne Kerol de Sousa
Regiana Lamartine Rodrigues

Colo
Lugar dos primeiros elos de afeto

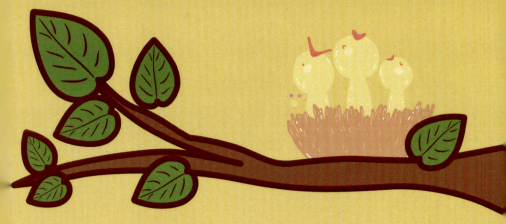

Editora Appris Ltda.
1.ª Edição - Copyright© 2022 das autoras
Direitos de Edição Reservados à Editora Appris Ltda.

Nenhuma parte desta obra poderá ser utilizada indevidamente, sem estar de acordo com a Lei nº 9.610/98. Se incorreções forem encontradas, serão de exclusiva responsabilidade de seus organizadores. Foi realizado o Depósito Legal na Fundação Biblioteca Nacional, de acordo com as Leis nos 10.994, de 14/12/2004, e 12.192, de 14/01/2010.

Catalogação na Fonte
Elaborado por: Josefina A. S. Guedes
Bibliotecária CRB 9/870

F866c
2022
	Freitas, Elisa Aires Rodrigues de
	    Colo : lugar dos primeiros elos de afeto / Elisa Aires Rodrigues de Freitas, Karollyne Kerol de Sousa, Regiana Lamartine Rodrigues.
	    1. ed. - Curitiba : Appris, 2022.
	    50 p. : il. color. ; 21 cm.
	
	    ISBN 978-65-250-3319-8
	
	    1. Literatura infanto-juvenil. 2. Pais e filhos. 3. Emoções. 4. Psicanálise. I. Sousa, Karollyne Kerol de. II. Rodrigues, Regiana Lamartine. III. Título.
	
	                                                          CDD – 028.5

Livro de acordo com a normalização técnica da ABNT

Appris
editora

Editora e Livraria Appris Ltda.
Av. Manoel Ribas, 2265 – Mercês
Curitiba/PR – CEP: 80810-002
Tel. (41) 3156 - 4731
www.editoraappris.com.br

Printed in Brazil
Impresso no Brasil

Elisa Aires Rodrigues de Freitas
Karollyne Kerol de Sousa
Regiana Lamartine Rodrigues

Colo
Lugar dos primeiros elos de afeto

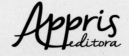

FICHA TÉCNICA

EDITORIAL	Augusto V. de A. Coelho
	Sara C. de Andrade Coelho
COMITÊ EDITORIAL	Marli Caetano
	Andréa Barbosa Gouveia - UFPR
	Edmeire C. Pereira - UFPR
	Iraneide da Silva - UFC
	Jacques de Lima Ferreira - UP
SUPERVISOR DA PRODUÇÃO	Renata Cristina Lopes Miccelli
ASSESSORIA EDITORIAL	Manuella Marquetti
REVISÃO	Valdete Aparecida Borges Andrade
	Renata Cristina Lopes Miccelli
PRODUÇÃO EDITORIAL	Bruna Holmen
REVISÃO TEÓRICA	Maruzza Tereza Cerchi Borges Fonseca
DIAGRAMAÇÃO	Bruno Ferreira Nascimento
	Bianca Silva Semeguini
REVISÃO DE PROVA	Bianca Silva Semeguini
CAPA	As autoras
ILUSTRAÇÕES	As autoras com o Canva Pro

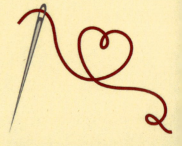

Desejamos que este livro aqueça os corações
de bebês, mamães, papais e cuidadores.

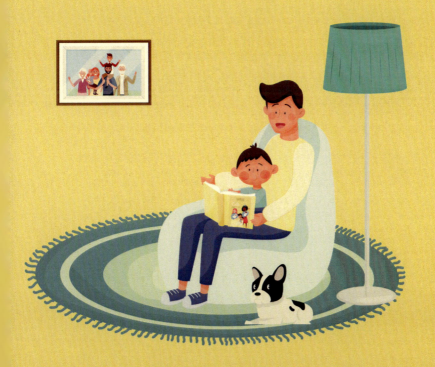

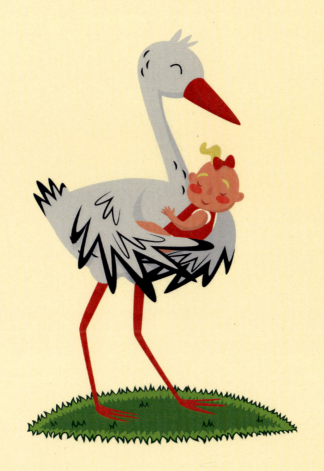

Dedicatória

Para as pessoas que amam seus pingos de gente.

Aos leitores

O termo "mamãe", utilizado ao longo deste livro, deve ser lido e entendido como "aquela pessoa que cuida do bebê", seja ela a mãe, o pai, os avós, os tios ou os cuidadores. Esta obra destina-se aos adultos que cuidam de um bebê, podendo ser lida em VOZ ALTA para os bebês e as crianças, pois entendemos que a leitura em voz alta, durante a infância, colabora para a formação de um futuro leitor. Enquanto escutam um leitor mais experiente, os bebês e as crianças aprendem a se concentrar, a entrar em contato com a sua intimidade, a imaginar, sonhar e embarcar no universo que cada livro contém.

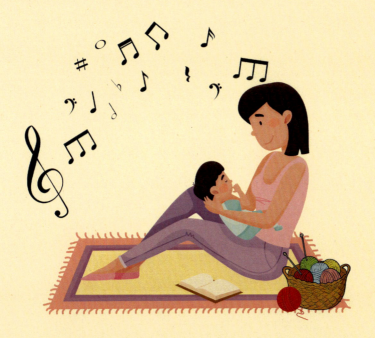

História do livro

Certo dia, conhecemos as "Mãos de Fadas", um grupo de mulheres que teciam mantas de crochê para as crianças que recebiam alta na Unidade de Terapia Intensiva (UTI) neonatal de um hospital público de Uberlândia-MG. Esse projeto voluntário é realizado por senhoras imbuídas com o amoroso propósito de levar algum "calor humano" para as mães de bebês hospitalizados.

Surgiu, então, a ideia de, junto àquelas mantas, acrescentarmos livros de histórias, a fim de que a mãe e/ou os cuidadores pudessem ler e, depois, contar para seus filhos. Foi assim que nasceu o livro Colo, que aborda a importância dos primeiros elos de afeto e, também, possibilita as duplas, mamães e bebês, a se aproximarem ainda mais.

No nosso entendimento, a melodia da voz, o colo e o olhar ao ler o livro promovem melhores condições de acolhimento para esse serzinho recém-chegado ao mundo. Pensamos em escrever sobre a história dos primórdios da vida — mais precisamente sobre a relação dos bebês com suas mães, pais e cuidadores — inspiradas no ditado popular "Quem conta um conto aumenta um ponto". Assim, desejamos que as duplas, os trios, os quartetos possam vir a bordar uma manta de aconchego aberta para novos pontos, sempre.

Afetuosamente, Elisa, Karollyne e Regiana.

Colo

Lugar dos primeiros
elos de afeto

Olá, mamãe! Há pouco tempo, cheguei neste mundo, mas, no seu universo, eu já existia. Eu estive sempre com você, em seu ventre, escutando sons que você ouvia, sentindo as suas emoções, as batidas do seu coração e, até mesmo, o ritmo do seu andar. Sonhava com o seu rosto, com seu carinho, com o alimento e com as vivências que eu encontraria aqui fora.

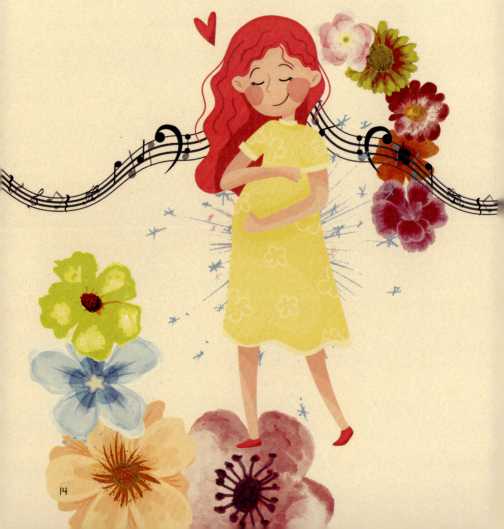

Dizem que este mundo é bem grande, mas, por enquanto, para mim, ele não é, pois consigo ver apenas você, ou melhor, partes de você. Não é só por enxergar pouquinho nos primeiros meses de vida, mas também porque a minha mente está em construção. Não sei direito quem eu sou, nem quem é você. Parece tudo tão misturado e confuso na minha cabecinha... Às vezes, chego a pensar que somos uma só pessoa, acredita? Mas o importante é que, quando sinto você bem pertinho, encostando em mim, sensações boas, de conforto e paz, surgem.

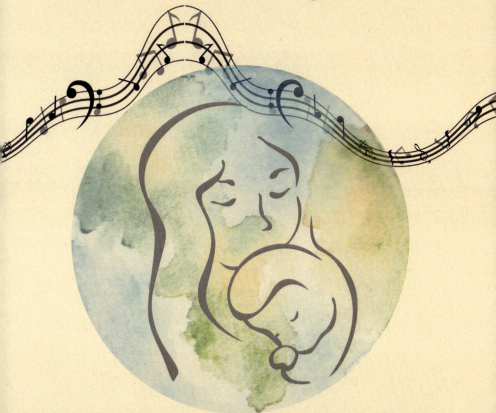

Lembre-se mamãe: ainda não sei ao certo quem sou, mas, mesmo tão pequenininho, sinto várias emoções, e quando você me envolve em seu colo, conversa comigo e me dá de mamar, olhando para mim, você faz exatamente do jeitinho que eu sonhei.

Ao cuidar de mim, segurando-me no colo com firmeza, dando-me banho, brincando comigo, você começa a entender o quanto eu preciso de seus cuidados e atenção. Nesses momentos, quando sou percebido por você, sinto minha existência neste mundo.

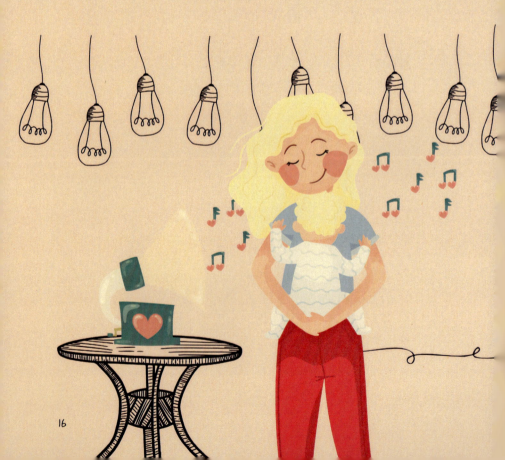

Mamãe, como você é esperta! Quase sempre, consegue saber o que sinto, e eu nem sei falar ainda! Hum... já sei!!! Deve ser porque eu, pouco a pouco, lhe dou pistas. Ah... tenho uma curiosidade: "Você também foi bebê um dia?". Suspeito que sim, pois quem já foi bebê, lá no fundo do coração, sabe como é ser um, mesmo não conseguindo acessar essas lembranças. Dizem que tudo que vivemos, de alguma forma, fica registrado em nossa mente.

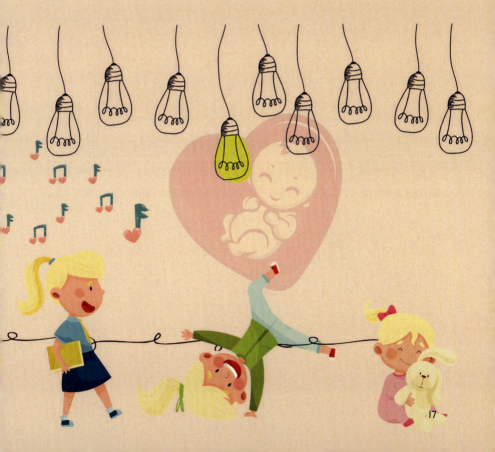

Olha o nosso ritmo:

soninho-mamar-xixi-cocô-banho-soninho-mamar-xixi-cocô-banho-soninho-mamar-xixi-cocô-banho.

Ufa!

Eu e você todos os dias... É assim que eu vou aprendendo a confiar.

Preciso e gosto desta repetição: soninho-mamar-banho-brincar-soninho-mamar-banho-brincar...

Parece até uma musiquinha!

Mamãe, escute a beleza desse embalo!

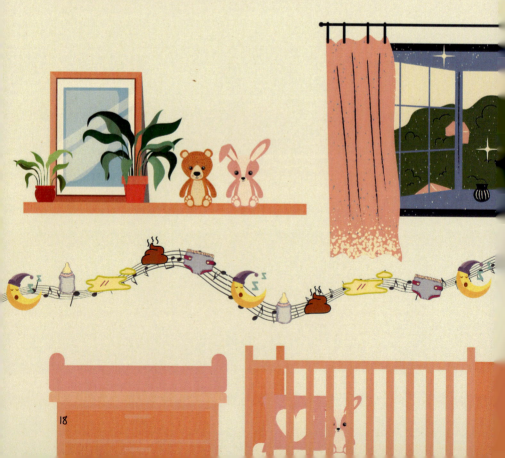

É nessa cadência, na afinação de nossos encontros e afazeres, que nasce nossa rotina. Às vezes, é bem cansativa, né, mamãe? Dessa forma, começo a me localizar neste mundo tão grande, sentindo-me seguro e capaz de, pouco a pouco, compreender o suceder das coisas. Não fico tão perdido e vou entendendo o que vem antes e o que vem depois, aprendendo a lidar com o tempo.

Ah... que alívio eu sinto em saber sobre tudo isso!

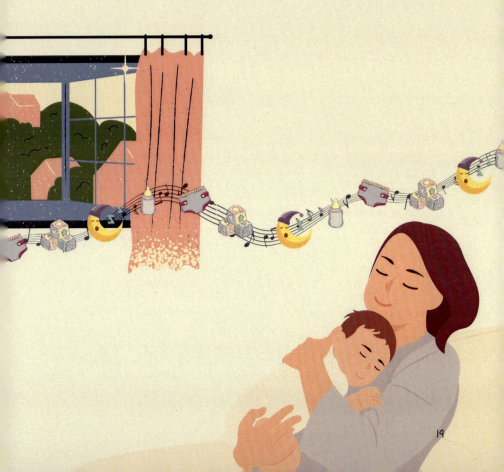

Essa repetição acontece apenas nos meus primeiros meses. Não se assuste, mamãe! Não será por toda a vida, viu?

Quanto mais independente eu ficar, mais darei conta de me virar sozinho.

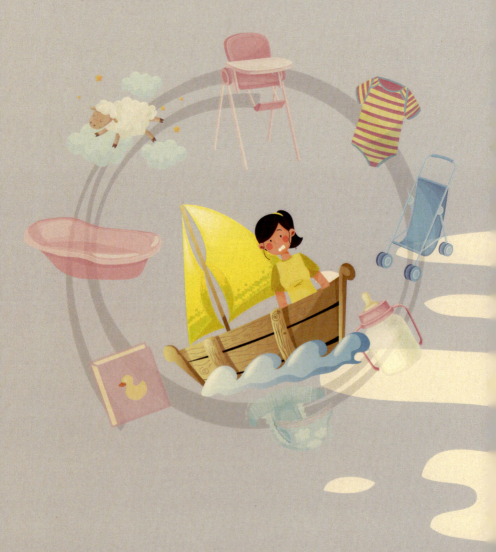

E aí, um pouquinho da sua ausência me fará até bem, pois despertará, em mim, a vontade de agir por conta própria e criar meu universo particular.

Assim, irei me sentindo mais capaz, e você, por me perceber mais esperto, começará a acreditar mais em mim. Isso se chama confiança.

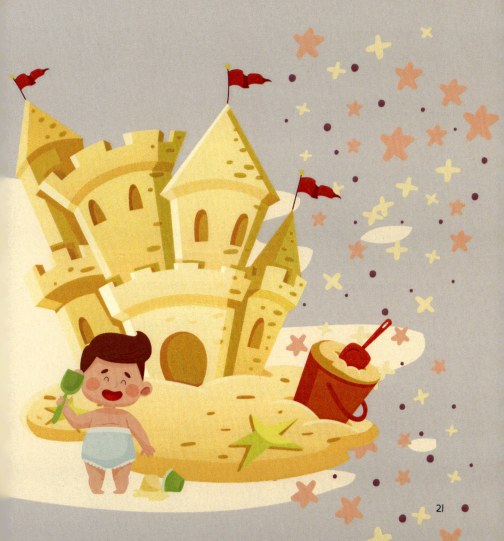

Sabe, mamãe, preciso contar algo para você: nem sempre eu me sinto bem. Em certos momentos, surgem incômodos fortes e estranhos que não entendo: seria fome, frio, luz forte, barulho, dor, sono, medo?

Aliás, eu nem sei ao certo o que é fome, frio, dor etc.

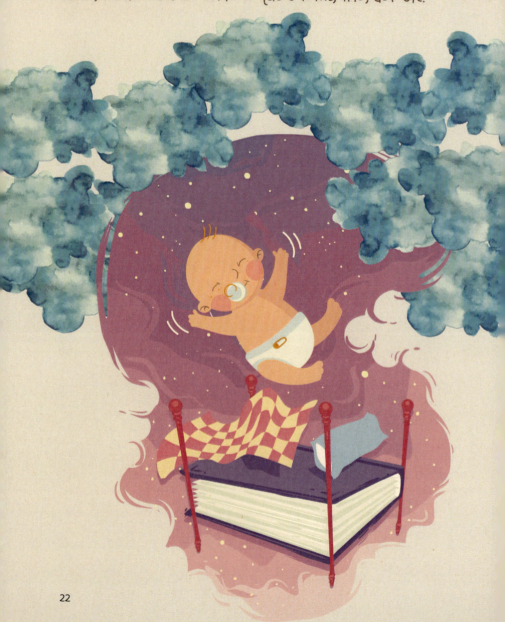

É você, mamãe, quem me ajuda a aprender e a nomear cada uma dessas sensações quando, pouco a pouco, tenta descobrir as minhas necessidades, ora me dando leite, ora colocando uma mantinha sobre mim, ora observando as expressões e os movimentos do meu rostinho e corpinho... sempre, sempre, conversando comigo...

Assim, nós dois vamos desvendando esses mistérios juntinhos.

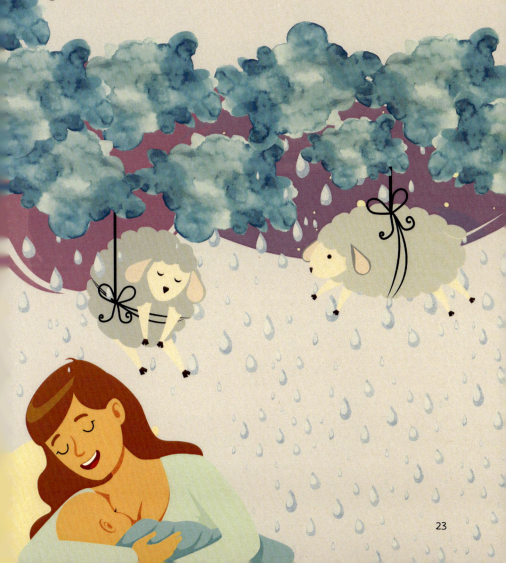

Em mim, acontecem tantas sensações: tranquilidade, bem-estar, sustos, medos, irritação... Em certos momentos, parece até que algo ruim irá me acontecer, sinto que tem um "bicho" aqui dentro, querendo me devorar.

Fico apavorado. Por isso, às vezes, dou um trabalhão!

É muito desafio para um ser tão pequenino como eu desvendar tudo isso sozinho.

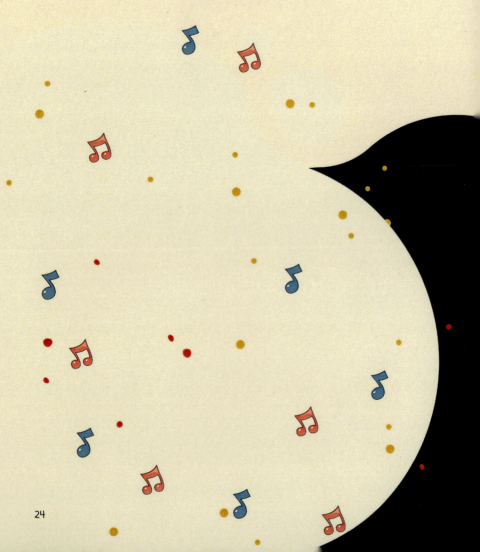

Preciso da sua ajuda! Sei que só tenho você para enfrentar esse "bicho" comigo: a sua voz me acalma e a sua vontade de cuidar de mim me traz segurança. Dizem que esse "bicho" pode ser tantas coisas: fome; uma tal de cólica; frio; dor ou, até mesmo, fantasias que eu crio na minha cabecinha. Seja lá o que for, sei que tem horas que fico inquieto, sem lugar, e faço um barulhão, o que as pessoas chamam de birra. Às vezes, nem eu me aguento!

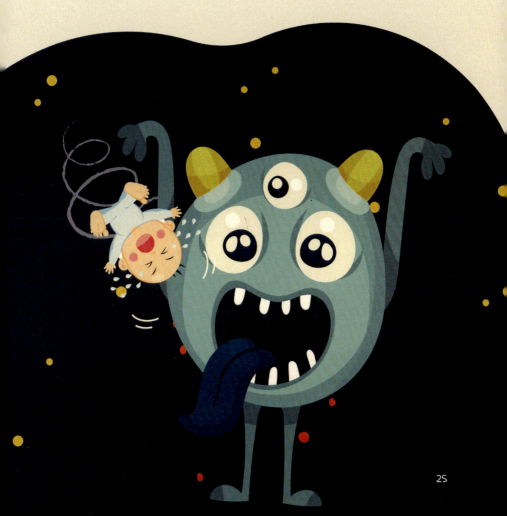

Nessas horas, para ajudar você a entender o que se passa comigo, lanço mão de algumas estratégias. Uma delas é fazer você sentir o que eu estou sentindo. Mamãe, sabe quando estou enjoadinho e nada do que faz consegue me acalmar e você fica impaciente? Então, essa irritação, na verdade, é minha. Sei que fica confuso, mas essa é uma das formas que encontrei de nos comunicarmos nesses primeiros momentos.

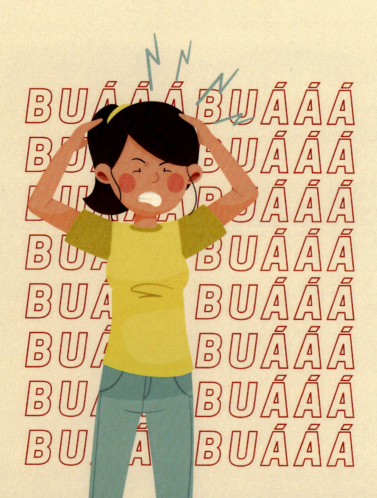

Assim, caso consiga decifrar o que ocorre entre nós, converse sobre isso comigo, mamãe. Você pode pensar que não entendo, mas sou, desde pequenino, muito inteligente, viu? Quando você fala com cuidado, sua voz tem o poder de fazer os "bichos" diminuírem de tamanho e irem embora. Precisarei sempre dessa sua sabedoria, porque esses "bichos" chatos insistem em voltar.

Por mais que eles possam retornar, é muito importante saber que tenho você para me proteger e me ajudar a compreendê-los e, quem sabe, até suportá-los.

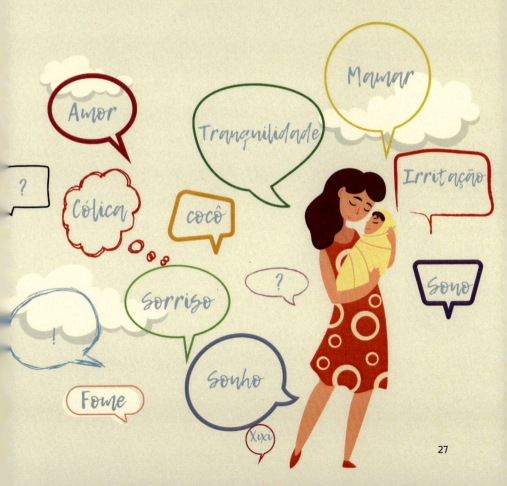

Claro que nem sempre você saberá o que preciso.

Como eu gostaria que você adivinhasse, mamãe, mas você não é mágica, e tudo bem você não ser.

Quanto mais tranquila você ficar, mais simples será me entender, ok?

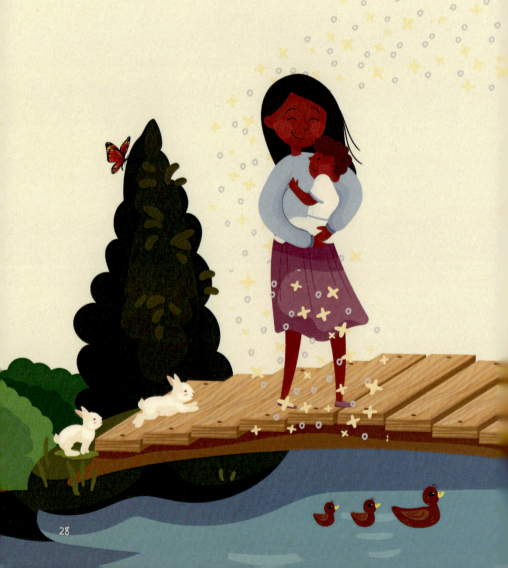

Quando isso não for possível, não se culpe, eu tolero um pouquinho a frustração. O mais legal é que vamos nos construindo juntos: eu aprendendo a ser o seu filho, e você, a ser a minha mamãe!

Eu aprendendo a ser o seu filho, e você, a ser a minha mamãe!

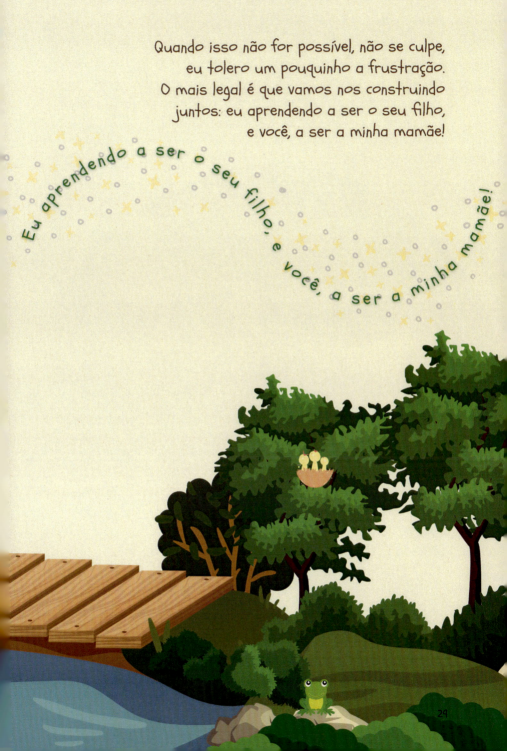

Mamãe, como não sei dizer ainda o que sinto, você pode me ajudar. Ao nomear os meus sentimentos e as minhas emoções, eu posso me organizar, porque, dentro de mim, às vezes, é um bocado caótico. Se você coloca em palavras o que ainda não sei expressar, meu mundo se torna menos assustador.

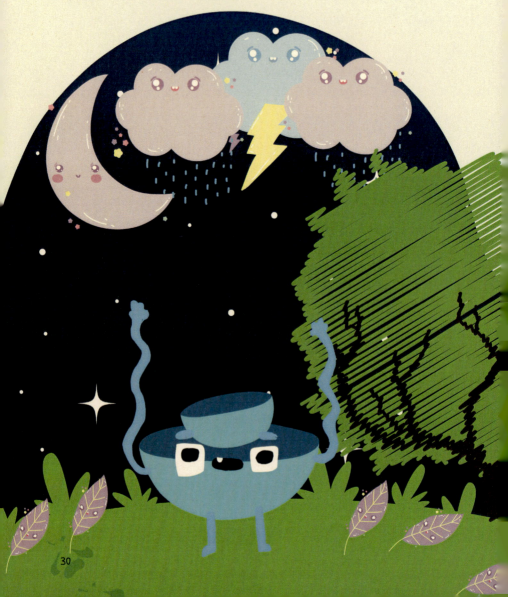

Quando eu parecer nervoso, você pode me dizer: "Nossa filho, hoje está difícil, você não está bem, mas calma que irá passar!". Ah... como é gostoso você conversar comigo! Seu olhar soa como palavras de sustento, mamãe. Quando você me dá de mamar, também sinto como se estivéssemos nos comunicando. Vou tocando seus cabelos, sua pele... e meu mundo vai ficando cada vez menos confuso e mais vivo!

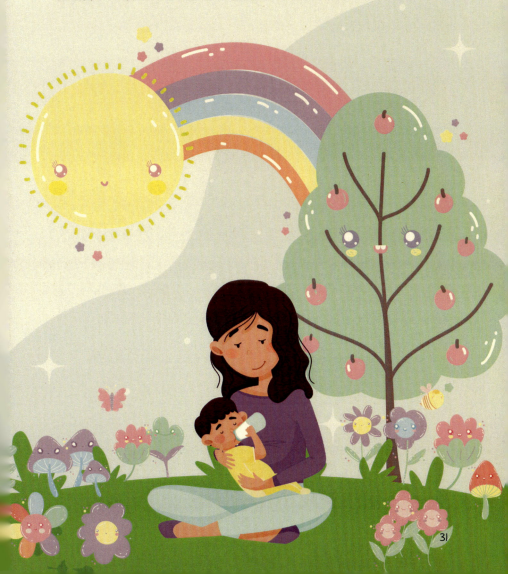

Em alguns momentos, quando você não está comigo, sinto sua falta e... ôh, ôh!!! Fico com muito medo, porque não sei o que está acontecendo dentro de mim. Parece que eu virei um astronauta, solto no espaço. Sinto-me muito sozinho.

Ops! Descobri algo importante: se faço um barulho — um chorinho —, você logo aparece.

Ufa!!! Que alívio. Não demore muito, mamãe, pois posso ficar desesperado!

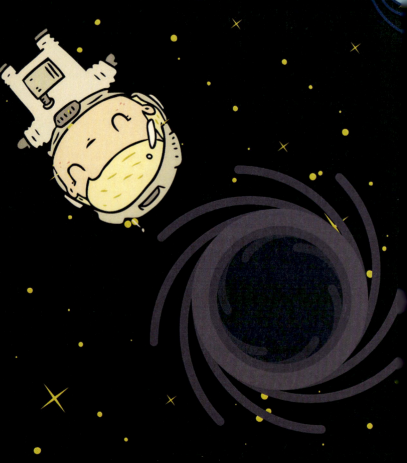

Mamãe, quero fazer um combinado com você... O brilho dos seus olhos é, para mim, como uma noite estrelada, tão lindo que dá até vontade de não parar de te olhar. Por isso, quando estiver comigo, olhe para mim. Deixe tudo que você está fazendo de lado, porque, se você desvia o olhar de mim, todas as estrelas se apagam e parece que você foi embora. Sinto que você sumiu e não irá voltar mais. Isso não é nada bom. Por exemplo, mamãe: quando você me dá de mamar e mexe no celular ou assiste televisão, sinto que não existo direito.
É muito ruim!

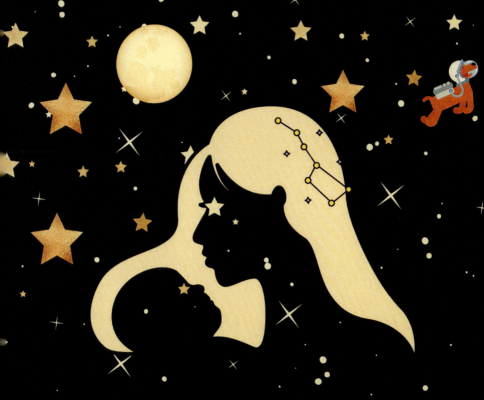

Iiiih, mamãe... Tivemos alguns imprevistos: os médicos avisaram que tem uma "partezinha" de mim que precisará de ajuda extra para que eu fique bem. Isso inclui umas máquinas, luzes, remédios e, até mesmo, umas picadinhas de agulha. Tem muita gente querendo que eu fique bom logo.

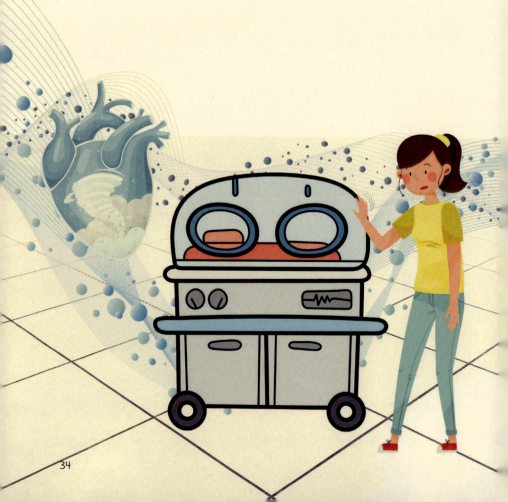

Como sou pequenininho e ainda não sei quase nada deste mundo, você e a equipe médica precisarão me acalmar, me pegar no colo com jeitinho e falar bem de mansinho comigo.

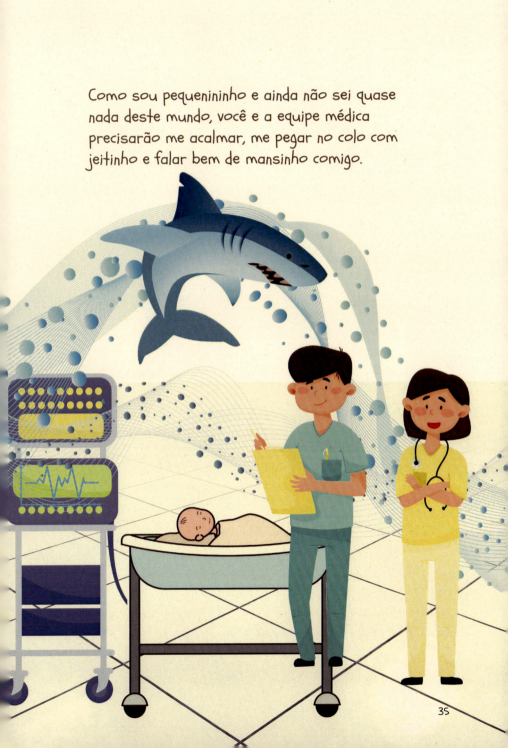

Agulhadas daqui, apertos acolá... Tudo isso me deixa perdidinho. As picadas parecem ferroadas, mamãe! Eu não sei dizer de onde elas vêm, tampouco quando irão embora. Fico aterrorizado. Não gosto de sentir dor e desconforto. Choro muito!

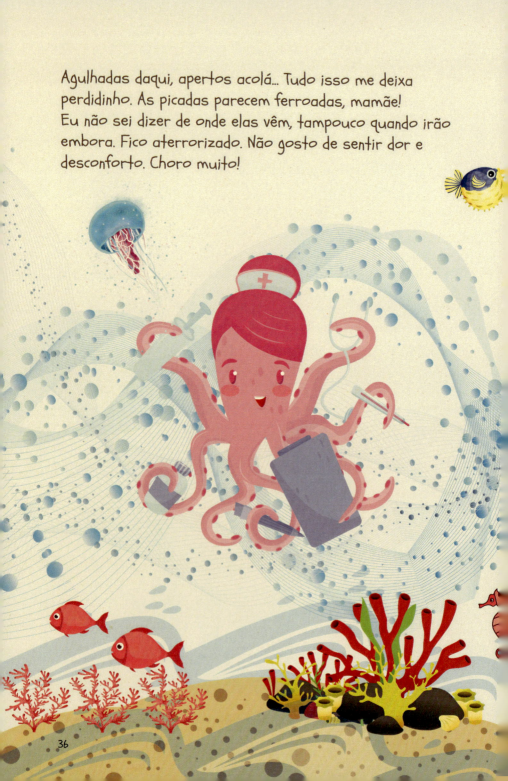

Apenas de uma coisa eu tenho certeza:
se você está comigo, tudo parece muito
mais fácil.

Quem é essa pessoa aí? Hum... já escutei essa voz antes. Ah... é o papai!!! Sabia, papai, que você é muito importante em nossas vidas? Sua presença causa a sensação de segurança e confiança na mamãe e em mim. Também preciso do seu colo, das suas brincadeiras e dos seus cuidados.

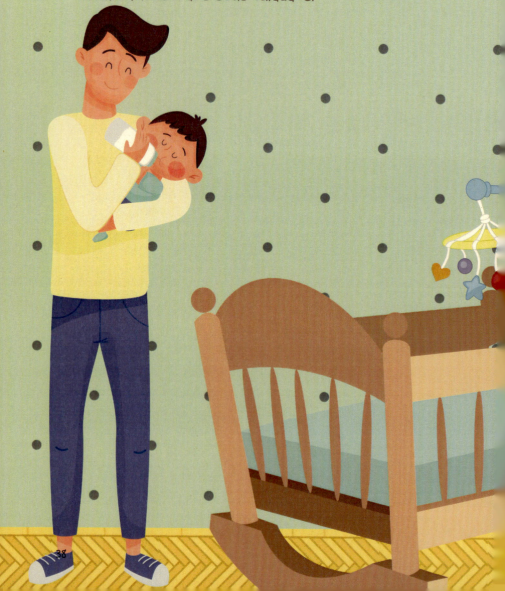

Achava muito legal os momentos em que você cantava ou tentava me sentir quando eu me mexia na barriga da mamãe. Tudo que eu contei para ela não é segredo... Posso contar para você, para que participe e fique sempre por perto, ajudando a mamãe a cuidar de mim, ensinando e aprendendo, do seu jeito, a me amar.

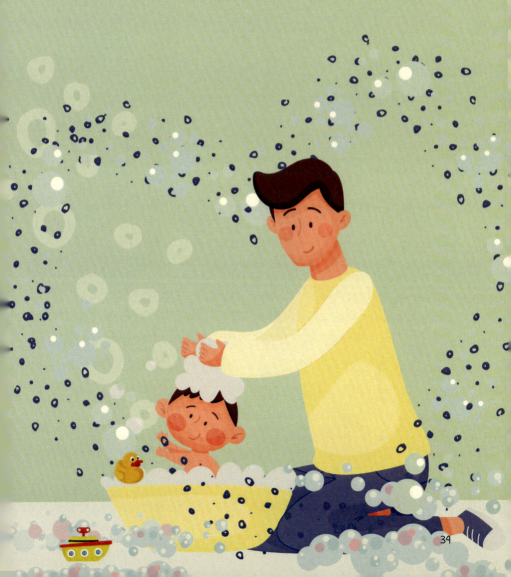

Mamãe e papai, quero lhes dizer que sei que vocês gostariam de ficar juntinhos, só vocês dois, sem ninguém no meio, não é? Logo logo, eu crescerei! E acredito que não precisarei de tanto grude, viu?!

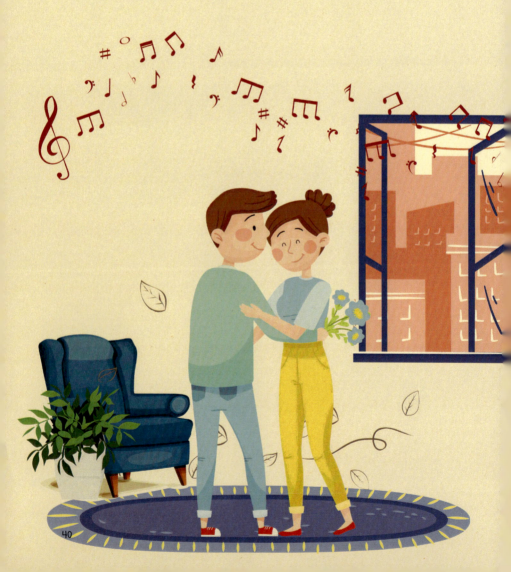

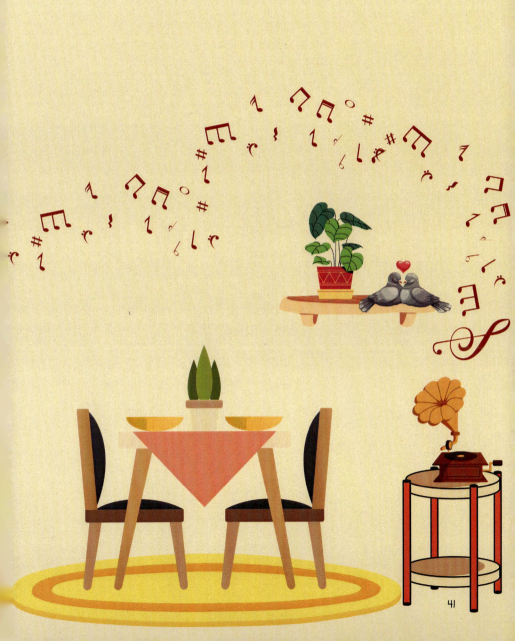

É tão bom quando o papai pode estar presente conosco, amparando você e eu, mamãe! Mas sei que nem sempre é e será possível. Contudo, quando isso acontecer, saiba que existem outras companhias protetoras importantes.

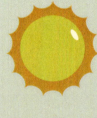
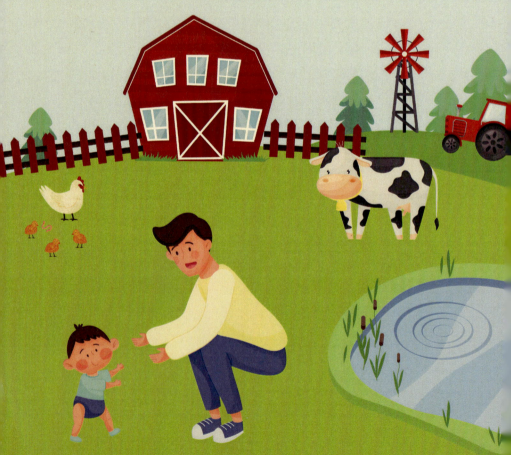

A vovó, o vovô, o titio, a titia, os irmãos, os cuidadores... pessoas que te ajudarão, já que o trabalho que você tem comigo é bem exaustivo! É preciso cuidar de quem cuida, né, mamãe?

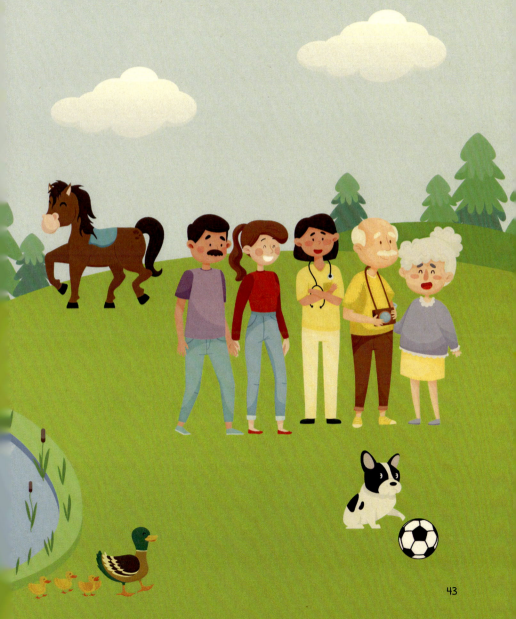

E, assim, a presença verdadeira de vocês vai construindo um "chão" para que, um dia, eu possa pisar e aprender a caminhar firmemente pela vida. Obrigado, mamãe! Obrigado, papai! Obrigado a todos que cuidaram e cuidam de mim enquanto estou me formando, juntando minhas partes soltas e me transformando em um SER forte e capaz, um ser humano que sabe sobre mim e, também, sobre o outro.

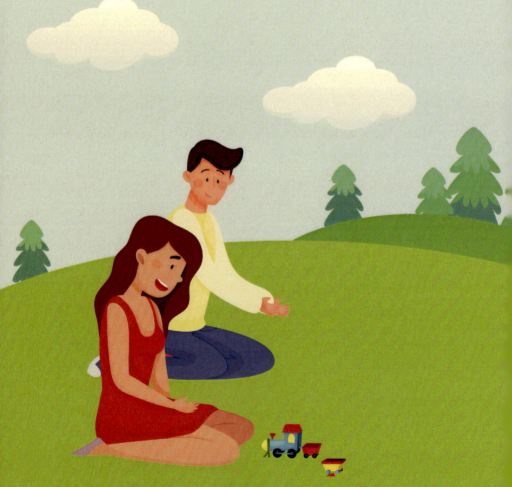

Uma "pessoinha" que sente sua existência e tem uma enorme vontade de viver, de transformar o mundo que está ao seu redor.

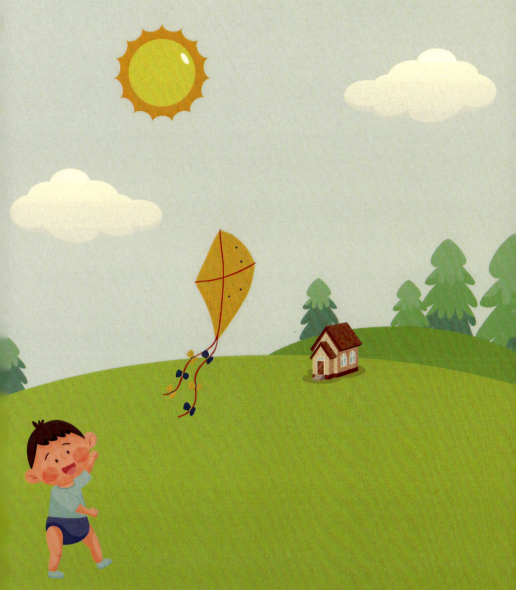

Posfácio

Se quase todos os grandes feitos da humanidade nasceram de pessoas que, impulsionadas pelo seu potencial desejante, lançaram-se com coragem e determinação na "aventura" pela realização de seus sonhos, o que pensar, então, quando três mulheres profissionais da área da Psicologia, inspiradas por essa mesma coragem, desafiaram-se na busca pela realização de um ousado sonho? Foi assim, graças a essa ousadia, que surgiu a ideia do livro intitulado Colo, nome forte, sugestivo e cheio de ternura. Esta obra figura, como prova concreta, o fato de que vale a pena sonhar, principalmente quando esse sonho é construído a seis mãos e, também, nasce revelando, desde o início, a intenção das autoras de fazer chegar, ao leitor, o olhar sensível e a escuta refinada da Psicanálise, numa linguagem profunda, embora simples, das primeiras etapas da constituição do ser humano, bem como dos elementos originários das complexas inter-relações mãe/bebê.

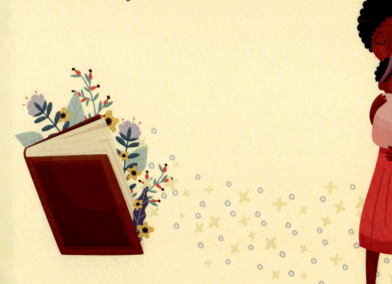

Com encantamento, verifica-se, na essência do livro, a condição empática como referência básica, demonstrada na "ajuda" do bebê à sua mãe, ao procurar revelar e desmistificar, em vivências compartilhadas, emoções e sensações difíceis de serem apreendidas. Tal capacidade empática surge como, se não, a mais importante, pelo menos, imprescindível no processo da construção de vínculos verdadeiros, além de evidenciar a real capacidade de aprendizado nas experiências emocionais entre os seres humanos. E não seria, também, a presença dessa mesma condição empática uma das nascentes responsáveis pela iniciativa das autoras, as quais tentam se colocar no lugar das mães, dos bebês, dos pais, das cuidadoras e do universo desafiador que essas etapas iniciais exigem?

Sentimentos nobres, tais como humanidade e sensibilidade, e, muito menos, criatividade, presente nas ilustrações perfeitamente harmonizadas com o texto, dando um significado especial ao que se pretendia expressar, não faltaram nos fundamentos contidos na escrita da Elisa, Karollyne, Regiana. Percebe-se, ao longo da leitura, aspectos profundos dessa manta emocional da relação mãe/filho, que se inicia no ventre materno e estende-se ad aeternum.

Tendo como base conceitos teóricos psicanalíticos relevantes, desenvolvidos por autores consagrados da Psicanálise, como D. Winnicott, W. Bion e M. Klein, as autoras conseguiram traduzir esses conceitos em uma linguagem acessível aos leitores leigos. Convém ressaltar, dentre os preciosos "ensinamentos" do livro, o destaque conferido pelas escritoras à construção única de cada relação, aquela mãe com aquele filho, contida na frase "O mais legal é que vamos nos construindo juntos: eu aprendendo a ser o seu filho, e você, a ser a minha mamãe!". Sem dúvida, essa possibilidade é um dos fatores de êxito existente na relação afetiva entre duas pessoas.

Presumo que os futuros leitores poderão se beneficiar do que considero ações profiláticas psicanalíticas, nas quais o conhecimento teórico/clínico rompe os muros dos consultórios para ir ao encontro das necessidades e sofrimentos, internos e externos, até os mais inusitados e misteriosos lugares.

Maruzza Cerchi

Membro associado da Sociedade
Brasileira de Psicanálise de
Ribeirão Preto (SBPRP)

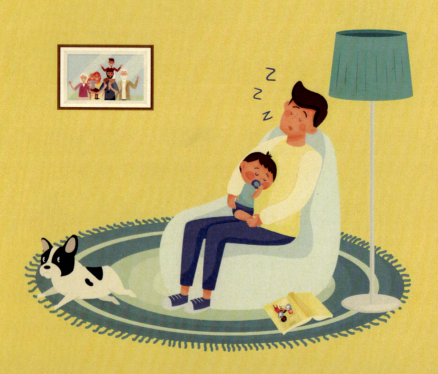